7

Lk 2568.

OBSERVATIONS

SUR LE PROJET DE RÉVISION

DU

TARIF DE L'OCTROI

DE LA

VILLE DE DUNKERQUE,

d'après le Rapport fait au Conseil municipal, le 10 juillet dernier,

PAR LA COMMISSION CHARGÉE DE CE TRAVAIL.

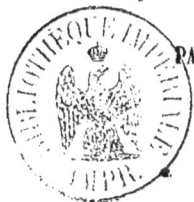

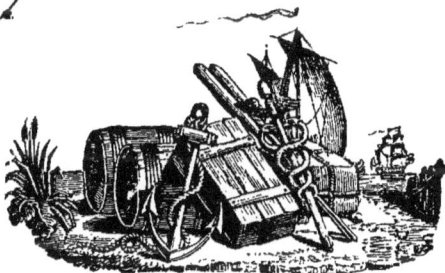

SAINT-OMER,

IMPRIMERIE DE FLEURY-LEMAIRE, LITTE-RUE.

—

1855

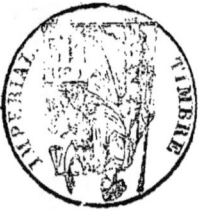

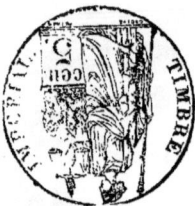

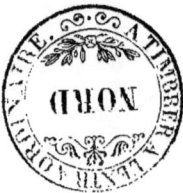

OBSERVATIONS

SUR LE PROJET DE RÉVISION

DU TARIF DE L'OCTROI

DE LA VILLE DE DUNKERQUE,

d'après le Rapport fait au Conseil municipal, le 10 juillet dernier,

par la commission chargée de ce travail.

———◦———

Un projet de révision générale du tarif de notre octroi vient de paraître et d'être distribué à la majorité des habitants. Il a été rédigé par M. L. Verharne, rapporteur de la commission, composée des trois autres membres, MM. Alisse, Charles Carlier et Collet-Taverne.

La publicité donnée à cette œuvre prouve à la fois, et son importance, et le courage de ses auteurs, qui n'ont pas craint, à la veille des élections municipales, de venir tenir ce langage à ceux qui leur avaient donné leur confiance : *Voici ce que nous avons fait du mandat dont vous nous avez honoré ; nous voulons augmenter vos charges d'un côté, pour satisfaire de l'autre à d'impérieuses exigences. Vous nous jugerez au pied de l'urne dans laquelle vous avez une première fois déposé nos noms.*

Une simple demande d'un industriel, qui a transféré une usine importante hors de l'enceinte de la cité, de M. Ed. Seys, a donné lieu à la révision dont nous parlons. Cette demande devait paraître légitime ; il s'agissait de l'exemption du droit d'octroi pour le charbon et le coke employés dans une usine.

De là surgit la pensée de jeter un regard rétrospectif vers le passé , d'apprécier le présent, d'envisager et de prévoir l'avenir , *de faire*, enfin , selon l'expression du rapport , *le bilan de la ville.*

Cependant , dans ce compte-rendu de situation , dans ce scrupuleux tracé de position financière , dans cet exposé alarmant de l'actif et du passif de la grande famille, ne peut-il point se trouver quelques membres qui aient des observations à présenter , des réflexions à soumettre , des lumières à apporter , des erreurs même à rectifier , dans une étude qui touche aux intérêts de trente mille individus ?

La modestie et le désintéressement personnel de la commission nous répondent par l'affirmative.

Organe, il y a peu de temps encore, avec plusieurs autres, des besoins de la cité, devenue notre cité d'adoption, nous venons , sous le simple titre d'observations , formuler ces réflexions , transmettre ces lumières , rectifier ces erreurs , à la prière d'un grand nombre d'industriels et d'intéressés , en considération surtout du moyen commerce, dont les charges peuvent devenir plus légères , par suite de la délibération à laquelle va prochainement se livrer le conseil de la commune.

Nous n'avons d'autre prétention que celle d'être utile peut-être , en présentant quelques objections puisées à des sources pures , quelques renseignements empruntés à des spécialités aussi éclairées qu'honorables. Nous ne voulons point combattre le rapport pour le détruire ; nous cherchons à le modifier seulement dans ce qu'il renferme de trop onéreux pour certaines industries , pour certains intérêts.

Ce n'est donc point une polémique de personnalité blessante ou d'amour-propre mesquin que nous entamons , mais de simples observations , répéterons-nous une dernière fois , que nous soumettons à qui de droit.

CHAPITRE PREMIER.

Passé financier de Dunkerque. Sa dette actuelle.

Nous suivrons le Rapporteur dans la division de son travail qui nous met tout d'abord en face de notre dette actuelle.

C'est chose acquise, rebattue même, que la malencontreuse construction de la Salle de spectacle nous a singulièrement obérés. Mais comme dans un temps prochain nous aurons comblé ce gouffre béant depuis trop d'années, cessons de porter notre deuil ; ne renonçons pas à la mer pour un naufrage, prenons dans le passé un enseignement pour l'avenir.

Quant à nous, nous convenons avec la Commission, comme nous l'avons reconnu plus d'une fois dans le *Journal de Dunkerque,* que c'est le nouveau théâtre qui a rendu déplorable notre situation financière. L'abîme avait englouti près d'un million.

Nous n'avons rien à dire de l'Abattoir, ni du Collège. Il n'y a rien à regretter dans ces dépenses, attendu qu'elles sont du nombre des dépenses de première nécessité. Seulement nous ajouterons que l'on n'est pas heureux dans les constructions à Dunkerque, pas plus dans les constructions continentales, sur la terre ferme, que dans les constructions hydrauliques. A qui la faute, à quoi s'en plaindre ?

Elles figurent souvent à un chiffre assez élevé au chapitre de l'imprévu. Ainsi, au Collège il a fallu réparer ou rebâtir une aile entière de maçonnerie qui menaçait ruine. L'édifice péchait par la fondation, l'Abattoir par un autre côté.

Il faut aussi reconnaitre l'utilité des autres dépenses, énumérées dans le rapport de la Commission, à l'endroit du Minck, du Pavage, de l'Éclairage, etc.

Pour l'Éclairage, nous ne craignons pas d'avancer que les dépenses ont été très insuffisantes, vu que cet Éclairage n'a pas lieu plus de huit mois de l'année. Il est censé ici faire clair de lune du 1er mai au 1er septembre. C'est par extraordinaire que le gaz a commencé à brûler hier, 7 août.

N'avons-nous pas une preuve, malheureusement trop convaincante, de cette insuffisance de lumière, dans la mort récente et déplorable, sur la voie publique, d'un homme de bien qui a emporté dans une tombe, si fatalement ouverte, les regrets de tous? Si cependant, à onze heures de la nuit, il avait fait clair comme dans la plupart des villes qui nous entourent, des secours et des soins eussent sans doute pu être donnés au digne et honorable vieillard auquel nous fesons allusion.

En parlant d'éclairage, n'est-ce pas ici le lieu de rappeler l'urgence, la convenance surtout, de la pose des quatre lampadaires que réclame depuis dix ans l'entourage du monument qui fait la gloire de la cité ?

Le grillage de la statue de Jean-Bart est souillé chaque matin par un luxe d'immondices dont on aperçoit les traces le reste de la journée.

Parmi les nouvelles dépenses proposées par M. le rapporteur, il faut donc accueillir avec autant d'empressement que de reconnaissance la somme de 15 à 18,000 fr. portée pour complément à l'Éclairage de la ville de Dunkerque.

Nous n'entendrons plus les plaintes des étrangers, des marins surtout, qui avaient peine à retrouver leur hôtel ou leur bord.

Nous sommes, comme on le voit, d'accord avec la Commission sur ce premier chapitre, et nous reconnaissons, pour le résumer, la dette de la ville, s'élevant actuellement à 387,027 francs 50 c.

CHAPITRE II.

Dépenses à faire.

C'est sur ce chapitre que nous nous permettrons d'abord quelques-unes des observations que nous avons annoncées.

Traitement des employés. — La Commission appelle avec raison l'attention du Conseil sur *l'amélioration à apporter dans la position des employés de l'octroi et de la police de la ville.* Rien de plus juste que de chercher à éloigner des préposés à des services aussi sérieux que ceux-là, la tentation de *transiger avec leurs devoirs.*

Nous regrettons une chose, c'est que la mesure ne soit pas plus étendue. Les employés, les fonctionnaires en général, relevant des diverses administrations rétribuées par la Commune, ont les mêmes traitements qu'ils avaient il y a 25 ans. Cependant tout n'est-il pas augmenté de prix depuis lors ?

Sans parler du taux excessif, mais heureusement transitoire des denrées, ne peut-on pas avancer que la valeur de 1,000 fr. pour un employé, il y a 25 ans, n'est plus aujourd'hui, dans l'appréciation relative et générale, que de 6 à 700 fr., année même ordinaire ?

Extinction de la Mendicité.

Nous avons traité fort longuement dans notre journal, de 1851 à 1853, cette question urgente pour Dunkerque. Nous avons même pris des renseignements dans les villes qui ont fait disparaître cette plaie hideuse de l'enceinte de leurs murs.

Nous prétendions, et nous prétendons encore qu'une souscription, ouverte une fois pour toutes à cette fin, produirait un résultat de cent à cent cinquante mille francs, laquelle somme suffirait pour frais de fondation d'abord, d'entretien ensuite d'un établissement placé sous la surveillance de la ville.

Un rapport avait été fait dans ce sens au conseil, et l'on prouvait, par l'exemple d'une ville du département, que l'entretien dont il s'agit exigerait une assez faible somme, comparée au but important que l'on se propose d'atteindre.

La mendicité est devenue dans certaines localités, dans celle-ci surtout, une profession. Les exercés au métier (et l'on s'y exerce facilement) ne donneraient pas leur journée pour deux à trois francs. Voici pourquoi. *Ils font*, comme ils le disent, *leurs rues* ; ils ne quittent pas la première, sans avoir prélevé le tarif dressé, 15 ou 20 centimes, suivant l'importance du lieu de passage et des boutiques, magasins ouverts ; car ils entrent dans ces magasins, quand il y a des acheteurs surtout, pour se rendre importuns, et recevoir la prime de cette importunité même. Mettez seulement 15 rues par jour, à 15 ou 20 centimes chaque, voilà une journée de promenade et de vagabondage de tolérance, payée de 2 fr. 25 c. à 3 fr.

De là deux conséquences qu'il nous a été facile de déduire ; la première, c'est qu'il n'est pas un petit commerçant avec boutique, magasin ouvert, qui ne consentirait à donner 20 fr. par an pour être affranchi de ces déplorables obsessions ; ils donnent plus du double par année.

Ajoutez à cela les maisons fermées, où il faut, l'hiver, presque un domestique pour ouvrir la porte, à laquelle vont sonner les mendiants du matin au soir.

La seconde conséquence à tirer, c'est que vous n'auriez pas au dépôt de mendicité, à l'asile de travail, la vingtième partie de ces pauvres de profession.

La ville de Douai en est un exemple. Quand elle a mis son décret à exécution, la plupart de ses mendiants ont disparu comme par enchantement. Forcés de rompre avec les douces habitudes d'une fainéantise en quelque sorte rétribuée, ils **ont**, dans l'alternative donnée, préféré les chances d'une liberté aléatoire aux ennuis d'une existence positive, mais circonscrite dans le rayon d'un centre cellulaire et correctionnel.

Nous voudrions donc voir l'Extinction de la Mendicité sortir, non pas précisément du sein de la charité publique, mais du sein même d'une plaie sociale que l'on entretient pour ainsi dire forcément, par contrainte. Nous pensons que la dépense, qui se fait ainsi une seule année, suffirait pour l'amélioration dont il s'agit ici, sans coûter un denier à la commune. Nous n'avons pas la pensée de blâmer le projet de la Commission, seulement nous sommes porté à croire qu'il vaudrait mieux séparer ici les deux établissements, créer un Dépôt de Mendicité, un asyle de travail entièrement distinct du bureau de bienfaisance et de l'hospice civil, à cause des éléments hétérogènes qui entreraient dans cette combinaison, et pour d'autres motifs que nous n'avons pas à exposer ici.

Mont-de-Piété.

On ne peut qu'approuver les idées émises, les vœux formulés par le rapport à l'égard du Mont-de-Piété. On y remarque facilement une chose essentielle, c'est l'intérêt porté à la classe ouvrière. Cette question est d'autant plus intéressante, palpitante aujourd'hui, qu'elle a été plusieurs fois posée, et qu'elle a malheureusement toujours reçu une fin de non-recevoir.

Pavage, Aqueducs, Exécution de divers Travaux.

Nous ne ferons que deux réflexions à l'endroit de ces deux paragraphes. La première, c'est qu'il faut convenir de la sollicitude de l'Administration locale pour l'instruction primaire. Mais ne pourrait-on, dans la création de nouvelles écoles, apporter plus d'économie? Celles de la Basse-Ville n'accusent-elles pas un peu de luxe? Il serait selon nous à désirer que l'on se retranchât dans le nécessaire et le confortable, tout en élargissant les locaux proportionnellement au nombre des élèves.

La seconde réflexion concerne l'absence depuis des années d'une École de Musique communale.

La Musique est un art qui marche aujourd'hui de pair avec les autres branches de l'enseignement populaire ; et Dunkerque, ville de 30,000 âmes, fait exception sous ce rapport avec les autres villes, celles même les moins importantes au point de vue de la population.

Nous avons la ferme confiance que cette lacune sera comblée dans la prochaine délibération de notre Conseil municipal.

Nous arrivons maintenant au chiffre réclamé par la Commission *pour travaux indispensables*, 1,388,200 fr., chiffre énorme pour une ville obérée depuis dix ans, et qui est parvenue, grâce à de strictes et impérieuses économies, à se dégrever de ses centimes additionnels.

Nous rendons ici, avec M. le Rapporteur, justice à l'Administration. Mais d'un autre côté, puisque vous avez avoué le triste héritage que vous a légué l'Administration précédente, gardez-vous de tomber dans un abîme sinon semblable, du moins équivalent pour les conséquences. Ne léguons pas à nos successeurs des charges dont nous avons porté et senti le fardeau. Ne commettons point la faute que nous reprochons à nos devanciers.

Abordons après cela ce chiffre colossal, effrayant devant une caisse vide ; passons-le en revue, et voyons si l'économie, qui a présidé à la dispensation de deniers moins considérables, ne peut pas produire ici quelque heureux effet, laisser des traces de son passage.

Vous demandez 550,000 fr. pour fournir de l'eau potable à Dunkerque, des aqueducs et des fontaines, pour faire, en un mot, *quelque chose de durable*.

Nous nous sommes pendant un assez long espace de temps

occupé de cette question vitale, alimentaire pour Dunkerque. Nous savons que différents tracés ont été faits, différents plans proposés. Nous n'avons pas oublié non plus qu'une Société, fondée depuis peu pour l'encouragement des Sciences, des Lettres et des Arts, a mis au concours cette question, *Moyens de procurer de l'eau potable à Dunkerque*. On s'est surtout préoccupé d'un projet monumental, à l'endroit des réservoirs et fontaines.

Dans une semblable question, en face surtout de notre humble position financière, évitons jusqu'à l'apparence, jusqu'au soupçon du luxe ; buvons de bonne eau dans une mauvaise cruche, puisons-la à une source modeste mais abondante, en un mot, négligeons pour un moment l'agréable et le beau ; la question artistique, architecturale, viendra plus tard.

Imitons en cela un point de notre passé. On se rappelle que plus d'une fois, des modèles, des croquis, devis, emblêmes, concernant les lampadaires qui doivent éclairer la statue de Jean-Bart, ont été soumis au Conseil, et que ces lampadaires ne sont point encore sortis, sinon du cerveau, du moins de la main de l'artiste. Nous n'avons pas moins un chef-d'œuvre qui fait l'ornement de notre place.

Procurons-nous donc d'abord de l'eau sans monument, de l'eau potable. Nous en avons là sous la main, dans l'enceinte de nos murs, l'eau de l'Aa, déclarée telle par une commission nommée par le Conseil de la commune.

D'après l'estimation faite par différents ingénieurs, par différentes personnes compétentes, il faudrait à peine 200,000 fr. pour répandre cette eau dans les principaux quartiers de la ville. Etablissons dès le principe des aqueducs et des fontaines dans des conditions provisoires ; plus tard nous y ferons des frontispices ornés de dauphins ou de sirènes.

On nous viendra même en aide. Que n'imitons-nous une ville voisine, St-Omer, qui a obtenu d'une Auguste Munificence la somme de 30,000 fr., seulement pour la réparation des conduits de ses fontaines ?

Avouons que nous sommes des pauvres honteux ; nous ne savons que gémir et nous lamenter en présence de notre bourse vide.

N'oublions donc pas de retrancher de nos 550,000 fr. la somme de 350,000 fr., ci. . . . . 350,000 fr.

Si nous pouvions retrancher encore une somme de 300,000 fr. du total de nos *travaux indispensables*, nous aurions réduit de plus des deux tiers le chiffre désespérant de 1,388,200 fr.

En cherchant, nous trouvons juste une somme de 300,000 fr. affectée sur ce chiffre à la construction d'une église en basse-ville, église de St.-Martin, dont la nécessité se fait à juste titre depuis longtemps sentir.

Prenons exemple sur nos voisins. Un fait récent, portant le cachet de l'actualité, va nous éclairer.

St.-Pierre-lez-Calais, dont la population toujours croissante réclamait une église assez vaste pour la contenir, en fait une par souscription, ou plutôt par loterie, pour une somme de 800,000 fr. Cette loterie a été provoquée par Monseigneur l'évêque d'Arras, et autorisée par le gouvernement.

Or, comme il y a identité de besoin, urgence de construction dans les deux cités qui s'avoisinent, quoique situées dans deux départements différents, n'est-il pas probable, pour ne pas dire certain, que Mgr l'archevêque de Cambrai serait heureux de faire, dans son diocèse, l'application de l'initiative de son confrère du Pas-de-Calais.

Ajoutons, en outre, que la chose serait d'autant plus facile que la somme demandée serait moins importante, et que les nos d'une loterie *ah hoc* seraient pris dans le rayon de la ville de Dunkerque et dans notre riche département. Les couvents seuls et les maisons religieuses, dont le nombre ici s'accroît chaque année, en placeraient une grande partie.

Nous pouvons donc défalquer encore la somme de 300,000 fr. Nous ne parlons pas de l'élargissement de la rue du Parc, de l'expropriation des maisons, des matériaux provenant de

ces démolitions, matériaux qui ne figurent pas dans le rapport avec la revente des terrains, le tout montant, d'après
l'évaluation donnée, le pavage compris, à 200,000 fr. Nous
portons le chiffre à défalquer ici comme. . Mémoire.

Il résulte donc, au point de vue de notre réduction, à retrancher des 1,388,200 fr.

D'une part, pour l'eau.	350,000 fr.
D'autre part pour l'église de St.-Martin. .	300,000 fr.
Total. . . .	650,000 fr.
Ces 650,000 fr. déduits du chiffre . . .	1,388,200 fr.

Reste à trouver pour *travaux indispensa-*
bles la somme de. . . . . 738,200 fr.

Mais faut-il voir l'urgence absolue dans cette somme ainsi
posée, et dont on pourrait encore rabattre, comme on le verra
dans notre résumé?

Nous dirons, non. Car nous ne voyons pour le moment
d'entreprises urgentes à Dunkerque, le port non compris, que
l'introduction d'eau potable dans nos murs, l'extinction de la
mendicité, la continuation des travaux d'écoles, surtout la
réorganisation d'une école communale de musique (l'harmo-
nie s'en va chez nous) et la construction d'une église en basse-
ville.

Un mot sur la musique, en passant. Nous avons trop parlé
de notre musique communale, nous avons trop souvent fait
l'éloge mérité de ses membres, pour ne pas regretter sincè-
rement la démission récente de son digne et dévoué capitaine,
M. Auguste Degravier, qui la dirige avec tant de zèle et de
capacité depuis tantôt douze ans. C'est une perte en l'absence
surtout d'une école communale. Espérons avec les vrais amis
de l'art que cette démission sera retirée.

Nous trouvons dans les améliorations en dehors du total
précité, des *Marchés couverts.*

C'est encore une question qui a été traitée dans la presse
locale et dont la solution, si l'on veut, peut ne laisser aucun
denier à incomber à la commune.

Il s'agit tout simplement de livrer ces marchés à l'entreprise , à l'aide d'une concession temporaire , pour la perception des droits prélevés sur place , concession au bout de laquelle ces établissements deviennent la propriété de la ville.

Ainsi nous avons vu à St-Omer construire une Salle des Concerts , qui est devenue dans un temps donné la propriété des pauvres de la ville , après le remboursement même assez prompt des actions.

Hôtel-de-Ville.

L'Hôtel-de-Ville ne peut-il attendre encore une restauration en raison des charges déja si lourdes que nous avons à supporter ?

C'est ici qu'il faut accepter les conséquences du passé. A St-Omer, avec 900,000 fr. on a construit, il y a une trentaine d'années , un Hôtel-de-Ville, renfermant une salle de spectacle, des halles, de vastes magasins, etc. N'est-il pas à regretter qu'avec la même somme à Dunkerque nous n'ayons qu'un théâtre ?

Selon nous le projet d'un Hôtel-de-Ville doit être mûri et différé.

Il n'en est pas de même de l'*Entrepôt des douanes* , de l'*établissement de Grues sur le quai* , de l'*acquisition d'un Presbytère*, etc. Il faut être d'accord ici avec la Commission.

Résumé.

Nous acceptons aussi le résumé du Rapport concernant notre passé financier , et les exigences de notre présent. Nous nous arrêtons triste et pensif devant une caisse béante. Voyons quels seraient les moyens , sinon de la remplir , du moins d'y faire entrer quelques deniers nouveaux.

CHAPITRE III.

Voies et Moyens.

Le Rapport entre ici franchement dans la question. Il faut, dit-il, prendre deux partis, emprunter au moins un million et trouver de nouvelles ressources pour amortir cet emprunt.

D'après la défalcation du chiffre qu'il faut faire sur les un million 388,200 fr., la somme d'un million nous paraît trop élevée. Contentons-nous de la moitié, que nous consacrerons à l'introduction dans nos murs de l'eau potable d'abord, et à quelques autres dépenses de première nécessité. Nous verrons ensuite pour les autres travaux, et nous ferons droit à des réclamations légitimes, selon nous, relativement à la création ou à l'augmentation d'impôts sur l'octroi.

C'est ici la tâche la plus délicate du rapport, et peut-être aussi la plus ardue, puisqu'il s'agit d'innovations financières, de charges nouvelles pour l'industriel comme pour le consommateur.

Il s'agit en effet de l'élévation des impôts. On prétend qu'il n'y a pas de ville, comparée à un grand nombre d'autres, aussi peu imposée que Dunkerque.

Il faut ici s'entendre. Que le chiffre général de l'octroi soit plus élevé ailleurs qu'ici, en raison de consommations plus nombreuses, plus considérables, nous le comprenons ; mais que les objets de consommations communes, journalières, soient plus taxées qu'elles le sont pour Dunkerque, dans le rapport, c'est ce que le projet ne prouve pas. Ainsi paie-t-on à Boulogne, à Calais, à Valenciennes, 8 *cent. le kilog. de beurre frais en pièces*, 5 *cent. en bloc ou salé*, 10 *cent. le lapin*, 1 *fr. le cent d'alouettes*, 50 *cent. le lièvre, etc. etc.?* Non, nous en donnons plus bas quelques exemples.

Voilà cependant ce qu'il aurait fallu établir pour rendre la comparaison exacte.

Nous avons encore une observation à faire à la Commission, c'est qu'elle nous paraît singulièrement élargir le cercle de la classe aisée.

En lisant attentivement ce travail, on n'y remarque que deux classes, la classe aisée et la classe ouvrière. Il en est une cependant intermédiaire, sur qui pèse principalement l'impôt de la consommation, c'est-à-dire la classe moyenne, le petit commerce, si l'on veut.

Or, il est prouvé que l'on fait dans cette classe un plus grand usage de beurre peut-être que dans une partie de la classe aisée. L'hiver, on consomme aussi un assez grand nombre d'alouettes avec des pommes de terre, pour remplacer la viande. Cependant le Rapport taxe de 1 fr. par cent ces volatiles de côtes, ces ressources de la saison, comme n'étant objets de consommation que pour la classe aisée, figurant sur les tables des Lucullus de la localité, en compagnie de la Caille, de l'Ortolan et du Jacquet.

Une douzaine d'alouettes se paie, prix moyen, 30 c., or l'impôt précité va élever le prix à 40 c. Deux douzaines d'alouettes coûteront donc 80 c. C'est aussitôt 20 c. de plus pour un plat, un petit dîner bourgeois, qui acquiert ce nom par les pommes de terre qui viennent le réconforter.

Nous dirons la même chose pour le lapin, devenu la viande de boucherie de bien des ménages. C'est donc le petit commerçant que l'on grève par cette nouvelle taxe, l'ouvrier ensuite, qui, faute de bouillon le dimanche, fait achat d'un lapin trois-quarts, et se contente d'une soupe maigre.

Ajoutons que le beurre est aussi d'une grande consommation, et aujourd'hui plus que jamais indispensable chez l'ouvrier, qui ne peut plus se procurer de graisse, en raison de l'élévation du prix de la viande de charcuterie.

Laissons la volaille et nos quadrupèdes. Nous reviendrons plus tard à nos lapins, sinon à nos moutons, quand il s'agira de présenter nos observations à l'endroit des déclarations à l'état-civil de l'octroi de ces intéressants produits de notre intérieur, de ces ressources domestiques pour l'économe ménagère, de ces innocents récréatifs de la gent enfantine. Nous arrivons au point capital du Rapport, et selon nous (il faut l'avouer, nous allons le démontrer plus bas) au point le plus erronné de ce travail consciencieux, mais qui a manqué ici des éléments constitutifs de la matière; car on verra que les comparaisons ne sont point exactes, et que l'on pêche par la base.

Bière.

Le Rapport dans ses considérants, fait remarquer que la consommation de la bière fabriquée en notre ville, est inférieure à celle des villes citées par lui, à l'appui de son assertion. Ne devrait-il pas attribuer cette infériorité numérique à une autre cause, aux habitudes, aux mœurs locales?

La population ouvrière de Dunkerque n'est-elle pas à signaler par sa tempérance, par son esprit d'ordre, par son peu de penchant pour les boissons alcooliques?

Où se fait ici la principale consommation de bière? Dans Dunkerque, dira-t-on? Erreur, c'est, l'été surtout, hors de l'enceinte de la ville, c'est au Rosendaël que se débite le plus de ce liquide.

On ne voit pas à Dunkerque, comme dans les villes manufacturières, des ouvriers, le dimanche, vêtus comme dans la semaine, de leurs habits de travail, passer la journée au cabaret, pour le plaisir de *boire*, prélever même le samedi soir sur le produit de la semaine, consommer par anticipation parfois leur salaire presque en entier.

Allez à la promenade du Rosendaël, vous verrez l'ouvrier en habit noir, ou en redingote, en compagnie de sa femme et de ses enfants, tous aussi bien mis que le maître et sa famille. La femme de cet ouvrier attirera même vos regards par le bon goût de sa mise, par son bonnet orné de pailles ou de fleurs,

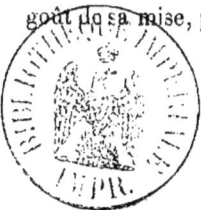

2

bonnet, par parenthèse, qui fait le désespoir des Parisiennes. Eh bien! ces braves gens vont passer leur après-midi hors de la ville, prendre un litre de bière ou deux, faire une collation, danser, et s'en retournent tranquillement chez eux le soir, pour vaquer le lendemain aux travaux d'une nouvelle semaine. Leur amour-propre est d'avoir une tenue décente le dimanche, tenue qu'ils se procurent par le peu de dépenses qu'ils font ce jour-là, et par les sacrifices qu'ils s'imposent.

Il faut donc admettre forcément qu'il ne se fait pas, qu'il ne peut se faire, en raison des habitudes que nous signalons, la même consommation de bière à Dunkerque, et proportionnellement, que dans les villes citées par le Rapport.

De plus la bière est à bon marché ailleurs; elle est plus cher à Dunkerque. De sorte que dans les villes en question, ce liquide devient un aliment de presque tous les repas, par la modicité de son prix.

Ces considérations préliminaires nous conduisent à d'autres réflexions. Ainsi la brasserie, quoique l'objet d'une surveillance constante de la part de la Régie, aurait été assez habile pour ne pas se laisser surprendre dans ses actes illicites, pour échapper au contrôle incessant, rétribué, qui la suit partout à la piste? Ou bien cette administration si active, si clairvoyante, aurait fait preuve d'incurie? Argus aurait fermé ses cent yeux? Non, la chose n'est pas possible, nous connaissons trop le zèle de cette administration.

Poursuivons et restons dans la logique. La bière de Dunkerque, Messieurs, est excessivement forte, en grande partie égale sur ce point à celle de l'Angleterre. Le consommateur ne peut en prendre qu'avec mesure. Quant à la consommation faite dans les familles, elle est très-restreinte, eu égard à la population.

Ces renseignements ici sont très-faciles à se procurer; il n'y a pour cela qu'à se consulter mutuellement, et l'on sera très étonné que sur vingt familles, il n'y en a pas cinq qui tiennent de la bière chez elles, et encore par fractions de 40 à 80

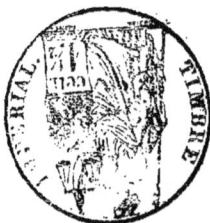

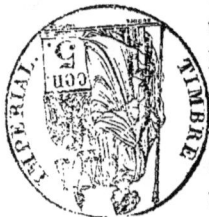

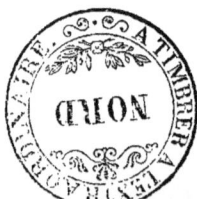

litres, provisions qui se renouvellent toutes les six semaines au plus ; en outre, faut-il remarquer que cette boisson est d'un usage plus rare en hiver. Ainsi n'est-ce pas à tort que vous mettez la brasserie en suspicion de fraude? Quels seraient donc les cas sérieux de fraude que l'administration des contributions indirectes aurait à signaler? Car on n'admettra pas que des contraventions occasionnées par des erreurs de temps, par des cas imprévus, impliquent des faits frauduleux. Il y a plutôt contraventions provenant de la lettre ou de l'interprétation de la loi; mais rigoureusement il n'y a pas fraude. Ces réflexions nous les soumettons à qui de droit.

Si donc nous avons suffisamment exposé les présomptions qui pèsent sur la brasserie, à quoi serviront, répondez-nous, ces entraves apportées à la libre circulation de ses produits? A la soumettre, non seulement à la nécessité d'augmenter ses frais généraux, mais encore à lui imposer la servitude pénible d'avoir à redouter tous les jours des contraventions, résultats naturels de ces nouvelles mesures même que vous appelez.

Car en assujetissant ces industriels au régime appliqué aux marchands en gros, vous êtes-vous bien rendu compte, Messieurs, de la division des ventes partielles qui se font en notre ville?

Certains débitants renouvellent leurs provisions tous les huit à quinze jours; d'autres deux fois la semaine, et c'est le plus grand nombre.

Sérieusement, n'y voit-on pas un peu manque de réflexion, quand on compare le mode suivi à Lille et à Douai? Dans ces localités le brasseur fournit un, deux, trois brassins de bière à chaque débitant, et renouvelle ces provisions de même, c'est-à-dire d'octobre à décembre, et de mars à mai. Il en est ainsi pour les particuliers, qui, généralement, font usage de bière.

Donc, pour nous résumer, nous avons la ferme conviction que cette mesure n'est pas applicable à Dunkerque.

Quant aux contraventions en fait de fraude, dont le rapport fait un reproche, en termes peu parlementaires, à nos brasseurs, nous en laissons l'appréciation à nos lecteurs, en nous réservant, toutefois, d'en dire un mot plus loin, à l'article *Perception*.

Levure de Bière.

Les réclamations antérieures faites par la brasserie étaient aussi motivées qu'elles le sont aujourd'hui, car il est un fait remarquable qui échappera longtemps à la pratique comme à la science, c'est que la levure provenant du dehors est plus recherchée que celle produite par la brasserie de notre ville. Cette préférence est-elle préventive ou vraie? Nous l'ignorons.

Si donc la levure n'était plus imposée, quelle ressource resterait-il à la brasserie, quant à ce produit? Ce produit deviendrait sans valeur, puisque déjà, malgré le droit qu'elle supporte, la levure étrangère vient s'imposer en concurrente.

Ne serait-ce pas créer un bénéfice au profit des brasseurs du dehors, et pour les quelques bénéfices que ferait la distillation, serait-il équitable qu'ils fussent supportés par la brasserie de la ville?

Cette mesure viendrait non-seulement encore porter un préjudice considérable à cette industrie, mais devant des besoins si hautement reconnus par la commission, ne serait-ce pas manquer de logique que de supprimer ce droit? car si les droits ne sont pas établis pour favoriser telle ou telle industrie contre la concurrence du dehors, comme le dit le rapport, cette raison pourrait être invoquée en faveur des autres articles qui sont soumis au droit différentiel.

Dans l'état actuel de notre position financière devrait-on songer à supprimer un seul des droits existants? Quelque considération qu'il faille entrevoir pour telle ou telle branche d'industrie, nous le répétons, le moment n'est pas opportun, à moins que ce dégrèvement ne vienne pas occasionner un préjudice à tel ou tel établissement industriel.

Résumé.

M. le rapporteur, dans son résumé, porte le chiffre des recettes du nouveau tarif à 59,209 fr. 93 c., chiffre approximatif. Pour nous, il nous est difficile de faire une évaluation à notre point de vue.

Nous avons fait une assez forte réduction, plus des deux tiers, sur le chiffre des *nouveaux travaux indispensables*. Nous serons donc ici conséquent avec nous-même.

Pour les objets soumis à l'octroi, voici le vœu que nous émettons : ne point augmenter le tarif de la bière, imposer la levure importée, supprimer l'impôt du beurre et des lapins, diminuer celui de la volaille, sauf du gibier, en raison de la cherté toujours croissante de la viande de boucherie ; id. de la paille, de l'avoine, fèves, moutures d'avoine et de fèves pour chevaux. Il en est de même pour divers autres objets, tels que savon, bouteilles, huile, etc.

Une réflexion toute naturelle se présente ici, à propos de l'avoine et des nourritures des chevaux : c'est que cette surtaxe incombe presque uniquement sur les industriels ; car nous n'avons guère d'équipages de luxe à Dunkerque : la classe aisée s'en passe, et va à pied comme les plus simples enfants de Jean Bart. Les charretiers, les camionneurs sont principalement atteints à cet égard.

On allègue l'exemple de la ville de Nantes, où l'avoine est taxée à 1 fr. l'hect. Mais a-t-on comparé les prix de transport par voiture dans ce chef-lieu de département avec ceux de Dunkerque?

Si les transports rapportent en raison directe, en proportion du tarif des nourritures des chevaux, il n'y a là rien à dire. Encore une fois établissez ici un point de comparaison avec Dunkerque.

Mais, objectera-t-on, vous voulez donc le *statu quo*, vous vous déclarez contre le progrès, vous méconnaissez les besoins de la localité. Nous répondrons : le moment nous paraît mal choisi pour augmenter les tarifs de l'octroi, le lendemain du décret du nouveau décime de guerre.

Contentons-nous pour le moment de nous procurer deux éléments de vitalité qui nous manquent, *l'eau et la lumière*. Il nous faut pour cela 218,000 fr.; nous les trouverons; ajoutons les améliorations les plus importantes que nous avons énumérées, et nous atteindrons un but louable, à la satisfaction de tous.

Nous avons remboursé les frais de la salle de spectacle. Quand nous ferions un emprunt beaucoup moins considérable pour les objets de première nécessité d'abord, on ne pourra qu'applaudir à notre détermination. Le temps et les circonstances feront le reste. Songeons que nous n'avons plus de marins ni de garnison, que le petit commerçant, l'ouvrier souffrent du manque de circulation et de la cherté des vivres.

A Cambrai, ville plus voisine, et où l'on peut par conséquent prendre plus facilement les points de comparaison que nous réclamons, comme ville du nord, l'avoine est taxée 15 c. l'hectolitre; foins et fourrages les 500 kilog., 80 c.; fèves et vesces, en grains, hect., 25 c.

A Valenciennes, l'avoine en gerbes, paille comprise, est taxée 1 fr. 40 c. les 500 kilog.; avoine en grains, l'hectolitre 20 c.; fèves, vesces, en grains, 30 c.

Puisque nous sommes sur ces tarifs, et que nous avons sous les yeux surtout ceux de Cambrai et de Valenciennes, mettons-les en regard avec ceux de Dunkerque, quelques-uns du moins.

Bière, fabriquée dans l'intérieur.

Valenciennes, l'hectolitre........	2 fr. 10 c.
Cambrai, id.	1 fr. 50 c.
Dunkerque, id.	2 fr. 50 c.

Huile de toute espèce, celle d'olive exceptée.

Valenciennes, l'hectolitre........	1 fr. 40 c.

Huile de toute espèce, celle de foie de morue exceptée.

Dunkerque, l'hectolitre............ 12 fr. »» c.
Cambrai...................... »» fr. »» c.

Huile d'olive.

Cambrai, l'hectolitre............. 10 fr. »» c.

Dindons et dindes.

Valenciennes, la pièce........... »» fr. »» c.
Cambrai,   id. .... »» fr. »» c.
Dunkerque,   id. .... »» fr. 30 c.

Alouettes.

Valenciennes , la dizaine........ »» fr. 04 c.
Cambrai...................... »» fr. »» c.
Dunkerque, le cent............. 1 fr. »» c.

Beurre frais, en pièce.

Valenciennes, le kilogramme...... »» fr, »» c.
Cambrai,   id.   ...... »» fr. »» c.
Dunkerque,   id.   ...... »» fr. 08 c.

Briques de toute grandeur.

Valenciennes, le 1,000........... »» fr. 25 c.
Cambrai,   id. .... »» fr. 50 c.
Dunkerque,   id. .... 1 fr. »» c.

Carreaux réfractaires.

Valenciennes, le mille........... »» fr. 50 c.
Cambrai,   id. .... 3 fr. »» c.
Dunkerque,   id. .... 3 fr. »» c.

Savon noir de toute provenance, importé.

Valenciennes, les 100 kilogr....... 1 fr. 80 c.
Cambrai...................... »» fr. »» c.

Savon blanc , ordinaire.

Dunkerque, les 100 kilogr........ 10 fr. »» c.

Bouteilles.

Valenciennes, le cent........... »» fr. 50 c.
Cambrai,   id. .... »» fr. 50 c.
Dunkerque,   id. .... 1 fr. »» c.

Lapins importés, ordinaires.

Valenciennes, la pièce............ »» fr. 05 c.

Cambrai....................... »» fr. »» c.

Lapins de toute espèce.

Dunkerque, la pièce............ »» fr. 10 c.

Si nous avons cru devoir mettre en regard ces tarifs différents, c'est parce qu'ils sont d'une consommation plus générale ; qu'ils tombent plutôt sur la classe moyenne, ouvrière,
que sur la classe aisée. Telle est la raison qui nous a déter-
miné à présenter au Conseil ces considérations.

Ce n'est pas tout. Le Rapport ajoute dans son résumé,
conséquent avec lui-même, *que pour les grands travaux, établissements de fontaines, construction d'une église, il faudra
recourir aux taxes additionnelles sur les boissons, aux centimes additionnels sur l'octroi, et en dernière analyse sur les
quatre contributions.*

S'il en était ainsi, nous nous verrions obérés pour vingt
ans peut-être, le double du temps que nous l'avons été pour
la salle de spectacle. Grâce à Dieu, il peut très bien n'en pas
être ainsi, nous l'avons déjà démontré et nous confirmerons
encore notre démonstration.

Nous retranchons de vos *travaux* que vous prétendez *indispensables*, 350,000 fr. pour de l'eau potable, reste pour
cette dépense 200,000 fr. Pour l'église de la basse-ville, nous
ôtons les 300,000 fr., qu'on obtiendra à l'aide d'une loterie.

Sur les 200,000 fr. pour l'eau ne pouvons-nous pas, en
raison de notre indigence, nous adresser au département, au
gouvernement même, et obtenir ainsi une quarantaine de
mille francs? Fesons mieux, élevons le chiffre de la loterie à
500,000 fr.; il est bien de 800,000 fr. à St.-Pierre-lez-Calais,
et nous voilà, sinon riches, du moins sortis de la misère, et
nous nous attirons la reconnaissance de l'ouvrier, et l'estime
du moyen commerce, qui ne craindra plus de se voir forcé
d'augmenter encore la frugalité de sa table, frugalité déjà

réduite à une bien simple et bien triste expression. Si donc nous retranchons encore 40,000 fr. du chiffre de 738,200 fr., auquel nous avons réduit les 1,388,200 fr., restera sur cette somme de 738,200 fr., le chiffre de 698,200 fr. Fesons alors un emprunt modeste, mais n'élevons pas trop le tarif de notre octroi. Attendons un moment plus opportun. La cherté des vivres ira diminuant, la guerre ne durera pas toujours, nos marins et une garnison viendront rendre la circulation à notre ville, et participer ainsi à la consommation locale, comme font les ouvriers des usines à Valenciennes, à Lille, à Cambrai, dans les villes en un mot que vous citez avec tant de complaisance, à l'endroit du tarif élevé de leurs consommations.

Un dernier chiffre pour clore cet article. Le Rapport évalue bien les *travaux indispensables* à la somme de 1,388,200 fr.; mais il ne propose d'emprunter qu'un million, c'est donc 388,200 fr. à retrancher encore de 698,200 fr. demandés par nous pour satisfaire aux besoins, aux exigences du moment. Voilà donc notre emprunt réduit à sa plus simple expression, suivant notre principe de loterie posé, au chiffre de 310,000 fr.

Avec cela nous avons de l'eau, des écoles, une église (l'extinction de la mendicité est en dehors, ainsi que les marchés couverts par entreprise), l'éclairage quatre mois de plus l'année. Que voulez-vous davantage? Et encore une fois, si vous avez trouvé 800,000 fr. dans dix ans, dans cinq ans n'en trouverez-vous pas 310,000?

C'est maintenant impossible, répondrez-vous, ou du moins très-difficile. On est fatigué des centimes additionnels, il faudrait encore y avoir recours, et entendre de nouvelles réclamations.

Eh bien! passons. Ne sortons plus de la loterie. Or, ne pouvons-nous élever encore ici notre chiffre, faire monter la loterie, comme à St.-Pierre-lez-Calais, à 800,000 fr.?

Cette somme serait affectée à la construction de notre église, à l'acquisition d'eau potable, et à quelques travaux du port.

Qu'en pensez-vous, Messieurs? Cette idée n'est-elle pas bonne, applicable? Elle ne vient pas de nous, nous l'avouons ; elle émane d'un Dunkerquois qui nous avait fait l'honneur de nous la soumettre ; son plan était même plus vaste. Il s'agissait de plus d'un million, d'un remède général, efficace, d'une panacée universelle, pour guérir toutes nos plaies, nous remettre à neuf, et nous faire entrer dans une nouvelle ère de régénération financière.

Des ouvertures même auraient été faites à M. le Préfet du Nord, qui ne repoussait pas cette mesure énergique et bienfaisante à la fois.

Qui pourrait plus peut moins. Réchauffons donc avec amour et reconnaissance cette conception aussi heureuse qu'opportune. Développons ce germe fécond, éclos du cerveau d'un de nos compatriotes ; laissons grandir encore dans le sein trop avide de le produire un fruit précoce, prématuré ; ne laissons pas naître avant terme un nouveau tarif pour notre octroi. Cela posé, à l'aide d'une loterie de 800,000 fr., il resterait donc à emprunter 10,000 fr., bagatelle, comparée à un million !

RÈGLEMENT DE L'OCTROI.

De la Perception.

Ce n'est pas assez d'établir des impôts sur les objets de consommation, il faut les percevoir et prendre pour cela les moyens les plus sûrs d'arriver à ses fins. Aussi le Rapport a-t-il multiplié les bureaux de recettes, et à juste titre.

Nous n'avons rien à objecter concernant les objets venant de l'extérieur.

Il n'en est pas de même des objets de l'intérieur, de

la bière, par exemple. Il faut ici que l'industriel soit assujetti à faire une déclaration pour un *quarto* de marchandise qu'il livrera à un particulier, pour une tonne à un cafetier, cabaretier, comme nous en avons déjà dit quelques mots. Il sera forcé de prendre un commissionnaire *ad hoc*. Son temps, pour la livraison, est limité; si le client n'est pas chez lui, il faut qu'il retourne à la brasserie.

Ce n'est pas seulement à l'intérieur que fournit la brasserie d'une ville, c'est encore à l'extérieur.

Si donc le fermier vient avec sa voiture et ses chevaux, un dimanche matin, délivrera-t-on au fabricant le laissez-passer nécessaire?

Si le cultivateur vient un jour de la semaine, de grand matin encore, ne sera-t-il pas forcé parfois de passer en ville avec ses chevaux une plus grande partie de la journée qu'il ne l'aura pensé; et enfin, pour éviter cet inconvénient, n'ira-t-il pas s'approvisionner ailleurs, *extrà-muros*, à la brasserie la plus voisine de son domicile?

Quels embarras aussi pour la circulation! Il faudra représenter le laissez-passer à toute réquisition des préposés de l'octroi. De là des retards imprévus dans la livraison fixée.

La bière ne pouvant circuler avant le lever ni après le coucher du soleil, c'est donc un temps précieux que celui-là. Il faudra renvoyer ou faire attendre le client de l'extérieur, qui se présentera à une heure où la livraison sera interdite.

Maintenant, l'hiver, comment fera-t-on? Il ne faut compter que 8 à 9 heures de jour.

Le Rapport, il est vrai, prévoit l'objection. L'article 31, à l'endroit de la perception, accorde aux brasseurs un permis de prolongation de circulation, dans le cas où *ils se trouveraient forcés par les circonstances de demander l'autorisation de devancer d'une demi-heure celle du lever du soleil, et de retarder d'autant celle du coucher.*

Nouveau surcroît d'embarras et de servitude. Il arrive que le brasseur est souvent forcé, par la division de ses fournitures , de les prolonger jusqu'à une heure avancée du soir.

En outre, n'est-ce pas surtout le soir que l'on transporte, l'hiver, ces objets de consommation ?

Les circonstances dont vous parlez, ne peuvent-elles pas surgir plus souvent de l'extérieur que de l'intérieur de la brasserie? C'est un vide qu'il faut faire dans une cave, c'est le bourgeois qu'il faut attendre, c'est une rue obstruée, c'est un passage encombré, trop étroit, un accident survenu à une barrique, c'est un tas de choses enfin que vous ne pouvez prévoir dans ce service d'infiniment petite vitesse. C'est, en un mot, de quoi fatiguer un homme du métier, à Dunkerque.

Les consommateurs auront aussi d'après l'article 38, en cas de changement de domicile, à faire leur déclaration de déplacement de leurs provisions, d'un quart d'hectolitre même, pour lequel ils recevront un permis de circuler. Ne pourrait-on passer du moins sur cette exigence ?

Pour en finir avec la bière, nous éprouvons un grand regret, c'est que la Commission n'ait pas appelé au milieu d'elle les brasseurs de la localité, qui auraient certainement éclairé leur religion.

Une dernière considération, bien digne de remarque, c'est que M. le préposé en chef de l'octroi, compétent dans la matière, a donné à cette Commission les meilleurs renseignements, les raisons les plus péremptoires, pour établir que la cause de l'infériorité numérique de la consommation de bière à Dunkerque, eu égard à celles des villes citées par le Rapport, ne provenait pas de la fraude, mais bien de la situation en dehors de l'octroi de la ville, des lieux de divertissement, des centres principaux, où il se fait un grand usage de ce liquide.

Chose étrange, et peu intelligible pour nous, la Commission fait peu d'honneur à la déposition de ce fonctionnaire, attendu qu'elle ne voit là *que du zèle* de la part de cet employé supérieur dans sa partie. Le Rapport ajoute, ce qui, par parenthèse, n'est pas flatteur pour l'auteur de cette rétractation : *M. le préposé en chef de l'octroi a eu la loyauté de ne pas croire lui-même aux raisons qu'il nous donnait ; il a fait redoubler la surveillance, et il a découvert de très grands abus.*

D'abord, nous demanderons où sont *ces très grands abus.* En second lieu, il n'était donc pas aussi difficile que le Rapport le dit de surveiller la fraude. En troisième lieu, la légèreté de ce fonctionnaire entouré, à si juste titre, de la considération publique, serait bien peu explicable. Il se donnerait ainsi tort du jour au lendemain.

Mais nous n'appellerions pas cette conduite seulement de la loyauté, nous dirions que c'est aussi de l'inexpérience.

Si nous avons insisté surtout pour ce qui concerne la bière, c'est parce que le rapport en fait une affaire capitale, laquelle nous a paru être la base de l'ouvrage, *de la révision du tarif de l'octroi de Dunkerque.*

En effet, l'élévation des autres impôts, les entraves apportées aux autres branches d'industrie ne sont rien comparées aux impôts qui pèsent sur les brasseurs, et aux entraves qu'on veut apporter dans la circulation de leurs produits. Aussi avons-nous le ferme espoir qu'ils seront appelés dans le sein de la Commission, avant la délibération du Conseil sur la révision en question.

Déclarations.

Si tous les objets soumis au tarif de l'octroi doivent être déclarés, comme l'entend la généralité des lecteurs, quels embarras pour le contribuable !

Ainsi il faudra constater les naissances et les décès, enregistrer les produits d'une femelle de lapin, qui aura mis bas ; les jeunes poulets, dindons, pigeons, canards, nouvellement éclos, et verser les droits de naissance auquel sont assujétis ces volailles et quadrupèdes.

La chose n'est pas facile ; elle présente de plus un côté délicat, pour le lapin d'abord ; car il est reconnu par l'éleveur qu'il faut bien se garder de toucher aux nouveaux-nés de l'espèce, d'après cet axiôme du code qui régit la matière : *lapin touché, lapin tué*. Ce n'est qu'au bout d'une quinzaine de jours au moins qu'il est permis de regarder sans danger la progéniture.

En outre, il peut arriver que l'on perde quelques petits les premiers jours. Il serait donc à désirer qu'on laissât un délai moral pour présenter ces frêles créatures à MM. les vérificateurs du tarif. Nous répèterons seulement ici que l'impôt de 10 c. est fort élevé en ce qui concerne les lapins.

On sait combien pullulent ces animaux. Il n'est pas très-rare d'en voir naître une famille de dix à douze. C'est d'un seul coup 1 fr. à 1 fr. 20 c. à débourser par le propriétaire, ou plutôt par l'amateur, car en général c'est moins par spéculation que par amusement, par passe-temps, que l'on tient chez soi des lapins, pigeons, poules et canards. Il est constant que ces élèves coûtent au moins aussi cher, si pas plus, étant élevés dans la basse-cour de ville qu'achetés sur le marché.

Un inconvénient se présente aussi pour la volaille. Devra-t-on déclarer le pigeon, le poulet, le dindonneau, aussitôt sa sortie de l'œuf qui le produit? Dans ce cas l'impôt nous paraît aussi élevé que chanceux. En effet, sur dix-huit poussins, il faut compter un tiers de perte pendant l'éducation, parfois plus.

Ce serait donc encore un impôt sévère, attendu que l'on pourrait très-bien payer pour des produits dont on ne profiterait pas.

Nous proposons l'affranchissement du tarif pour les lapins, les pigeons, les poulets, les canards, et les oies élevés *intrà-muros*.

Conclusion.

Nous l'avons dit en commençant cette brochure, la Commission chargée de la révision du tarif de l'octroi, a eu le

courage de prendre une initiative qui a provoqué des réclamations, des observations que nous avons eu de notre côté le
courage aussi de traduire et de publier.

L'opinion jugera, et notre ferme volonté d'être utile nous
vaudra toujours, en cas de condamnation, le bénéfice des
circonstances atténuantes, bien propres à adoucir la sentence
qui serait portée contre nous.

D'ailleurs en cédant, on n'a pas oublié sous l'empire de
quelles conditions, *le journal de Dunkerque*, n'avons-nous
pas promis de suivre avec intérêt les améliorations que pourrait recevoir, comme nous l'avons déjà appelée, notre ville
adoptive ?

A l'appui de ce que nous avançons on nous permettra de
citer ces quelques lignes que nous adressions entre autres
dans nos adieux à nos lecteurs :

*Nous avons cru devoir nous retirer devant une concurrence
contre laquelle il nous était impossible de lutter par nos propres forces...*

Nous ajoutions : *L'avenir de Dunkerque n'est donc que re-
tardé, il sortira un jour du nuage où il est resté obscurci.*

*Nous laissons à d'autres pilotes, plus habiles et plus heu-
reux, le soin de chercher et de découvrir son étoile.*

*Notre vœu le plus sincère, c'est qu'elle apparaisse un jour
brillante à l'horizon, et que ce jour ne soit pas éloigné.*

*Alors que nous verrons créer des bassins, élargir les quais,
bâtir des entrepôts, agrandir les chantiers, conduire dans ses
murs des eaux potables, extirper la lèpre de la mendicité, en-
courager l'art musical, etc,* nous dirons : « VOILA DUNKERQUE
TEL QUE NOUS L'AVIONS RÊVÉ UN JOUR. » . . . .
. . . .

(*Journal de Dunkerque*, du 31 décembre 1853).

Lorsque l'on a fait, à une femme élégante et jolie, mais
pauvre, serment d'amour, on ne l'abandonne pas. Sa pau-

vreté même est un titre de plus pour qu'elle soit en droit d'exiger des garanties de fidélité, alors surtout qu'elle a été délaissée par des amants d'un jour, par des adorateurs trop empressés, qui ont fait briller à ses regards séduits, l'or, les diamants, les perles et les bijoux, tandis que nous, courtisan modeste, on nous rendra cette justice, nous ne lui avons jamais promis pour le présent que ces trois choses : le Pain, l'Eau et la Lumière.

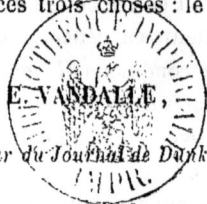

E. VANDALLE,

Ex-Rédacteur du Journal de Dunkerque.

Dunkerque, le 8 août 1855.

St-Omer, imp. de Fleury-Lemaire.

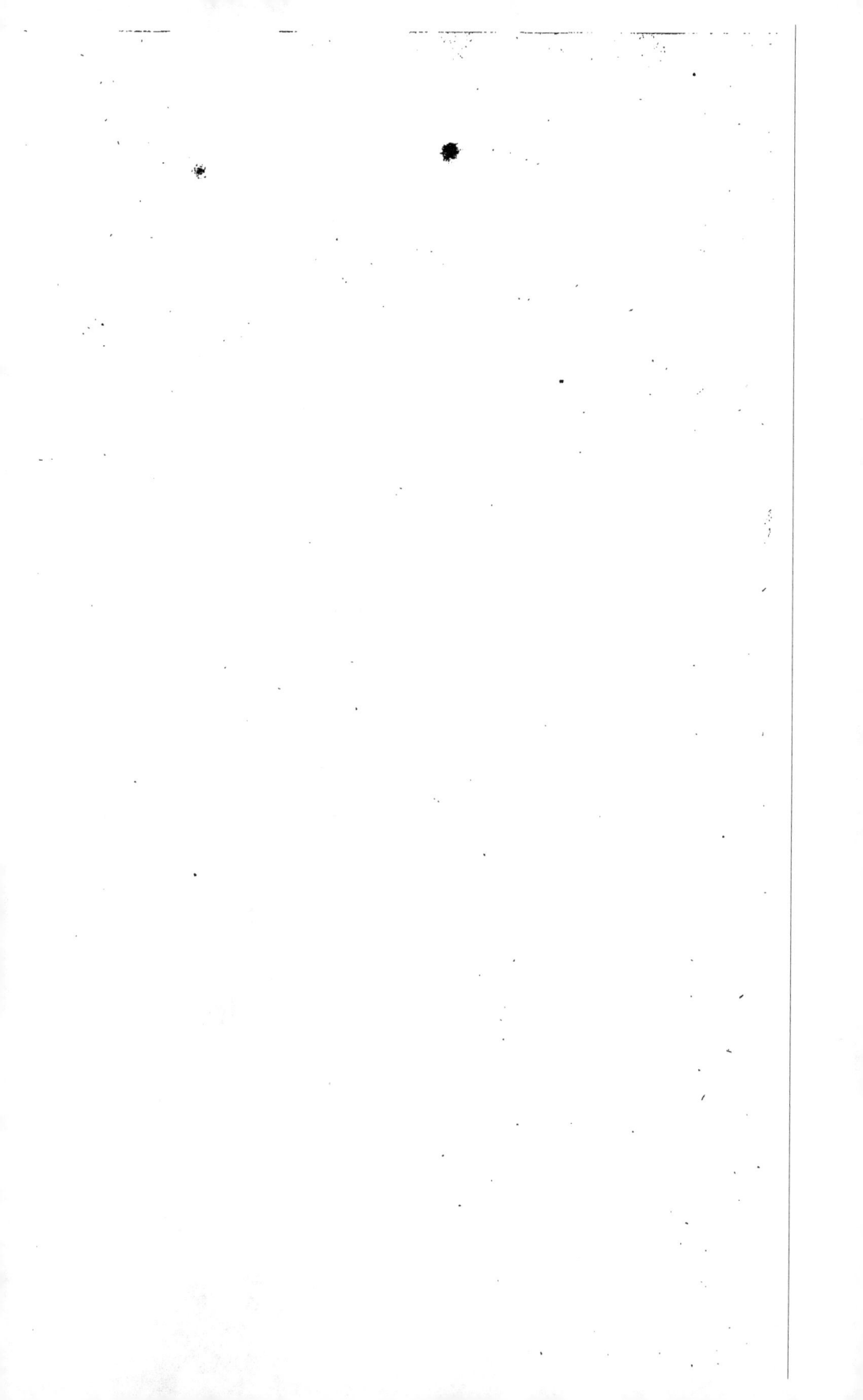

www.ingramcontent.com/pod-product-compliance
Lightning Source LLC
Chambersburg PA
CBHW070745210326
41520CB00016B/4576